AF609520

RAPPORT

HISTORIQUE ET STATISTIQUE

SUR LES

ÉPIDÉMIES DE CHOLÉRA-MORBUS

Qui ont régné à Nimes pendant les années de 1854 et de 1865

PAR LE DOCTEUR

Ed. TRIBES

Chirurgien en chef des hôpitaux de Nimes

Médecin de l'École normale du Gard et de l'Orphelinat municipal de la Providence, membre du Conseil départemental d'hygiène,

Membre titulaire de l'Académie du Gard, correspondant de l'Académie des sciences et lettres de Montpellier, de la Société médicale d'émulation de Paris, de la Société médico-pratique de la même ville, de la Société impériale de médecine de Marseille, de la Société impériale de médecine de Lyon, des Sociétés de Poitiers, de Douai et de Nancy, de la Société médicale de Leipsick, de la Société de statistique physico-médicale de Milan, de la Société des sciences médicales de Lisbonne, de la Société épidémiologique de Londres, etc., etc.

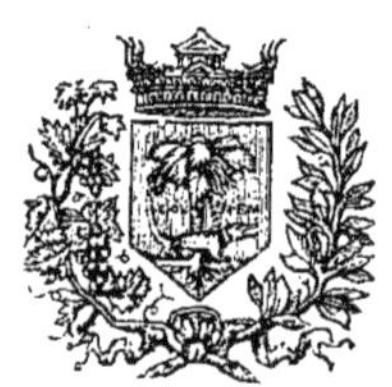

NIMES

Typographie CLAVEL-BALLIVET ET Ce, rue Pradier, 12

1866

A Monsieur Fabre

Député du Gard et Maire de Nimes

Dans votre sollicitude pour tous les intérêts, vous avez tenu à doter notre histoire locale des souvenirs et documents relatifs aux épidémies cholériques de 1854 et de 1865. Puisse ce modeste travail répondre à votre attente!

Ed. TRIBES.

RAPPORT

HISTORIQUE ET STATISTIQUE

SUR LES

ÉPIDÉMIES DE CHOLÉRA-MORBUS

QUI ONT RÉGNÉ A NIMES PENDANT LES ANNÉES 1854 ET 1865

GÉNÉRALITÉS

L'ordre chronologique dans la relation de ces deux épidémies ne sera pas suivi par nous ; il y a intérêt, ce nous semble, à nous occuper tout d'abord de l'épidémie de 1865, et à renvoyer à la statistique qui suivra ce premier travail les documents que nous avons pu recueillir sur celle de 1854.

Pour la quatrième fois en moins de trente ans, la ville de Nimes est frappée par l'épidémie cholérique. Jusqu'à ce jour, le fléau indien n'a jamais atteint l'Europe sans étendre jusqu'à nous ses ravages.

Dans les mois de mai et de juin 1865, le choléra sévissait déjà à la Mecque et à Djeddah. Peu après, traversant la mer Rouge et l'isthme de Suez, il décimait Alexandrie, Constantinople, Smyrne ; on le voyait presque aussitôt apparaître à Ancône et gagner de là tout le littoral méditerranéen : Toulon, Marseille, Arles, Mayorque, Barcelone, Valence, Gibraltar ; des côtes, il s'étendait rapidement dans l'intérieur des terres, et bientôt il gagnait du Sud vers le Nord et couvrait de son manteau de deuil presque toute l'Europe : la Turquie, l'Italie, la France, l'Angleterre, l'Espagne, la Russie et l'Allemagne étaient envahies presque au même instant.

Contrairement à ce qui s'était passé dans les trois épidémies précédentes, le choléra marquait ses étapes du Midi vers le Septentrion, de la Méditerranée vers la Baltique, alors que précédemment il avait procédé du Nord vers le Sud, du pôle vers l'équateur.

Du moment où Marseille, Toulon et Arles gémissaient sous les coups du fléau, nous devions nous attendre à le voir bientôt s'appesantir sur nous ; c'est ce qui a eu lieu, en effet, dans les premiers jours de septembre.

Toutes les mesures hygiéniques propres à assurer la salubrité générale et à protéger la population contre une redoutable influence avaient été prises de longue main par notre administration tant départementale que municipale ; c'est ici le lieu de remercier les magistrats placés à leur tête de tout le zèle et de tout le dévoûment qu'ils ont déployés pour éloigner d'abord le fléau et en arrêter plus tard les progrès.

M. le Préfet du Gard convoqua le Conseil central d'hygiène, et les mesures propres à assurer la salubrité publique et privée dans le département sont résumées dans le rapport que le Conseil eut l'honneur de soumettre, par notre organe, à l'attention de l'administration supérieure. Ce rapport, inséré dans le *Recueil des Actes administratifs*, fut adressé à MM. les Maires du département, avec prière de veiller sur l'exécution des mesures hygiéniques qui s'y trouvent recommandées (1).

---

(1) CONSEIL D'HYGIÈNE DU GARD.

Sont présents : MM. BOISSIER, Conseiller de Préfecture, *Suppléant* M. le baron DULIMBERT, Préfet ; DE LABAUME, premier Président de la Cour impériale de Nimes ; FONTAINES, PLEINDOUX aîné, MUTRU, CARCASSONNE, Raymond DE CASTELNAU, Docteurs médecins BOYER, BOUCOYRAN, DUCROS, FONTANÈS, Pharmaciens ; BRUGEL, Vétérinaire ; FLAISSIER aîné, Président du Conseil des Prud'hommes ; Docteur TRIBES, *Rapporteur*.

MESSIEURS,

Au moment où le choléra sévit d'une manière si sérieuse sur des contrées limitrophes de notre département, et alors que quelques cas isolés, mais bien

M. le Maire de Nimes, de son côté, convoqua le corps médical de la cité, et arrêta avec lui l'organisation d'un service destiné à assurer des

---

constatés, se sont produits sur plusieurs points de celui-ci, l'administration supérieure, si vigilante toujours pour les intérêts des populations, et surtout pour ce qui touche à leur santé, a tenu à s'entourer des lumières du Conseil d'hygiène, afin de l'aider à conjurer, sinon en totalité, du moins en partie, les effets du fléau, si la Providence voulait que nous eussions à compter avec lui. C'est à cet appel que vous répondez aujourd'hui. Puissiez-vous trouver, Messieurs, que votre organe n'est pas resté trop au dessous de sa tâche et qu'il n'a pas été surtout trop indigne de vous-mêmes !

Les mesures sur lesquelles vous avez à appeler l'attention de l'administration supérieure peuvent se rattacher, ce me semble, à deux chefs principaux :

1° Mesures d'hygiène générale ;

2° Mesures d'hygiène privée, que l'on peut compléter par quelques conseils destinés à édifier les masses sur les soins qu'elles se doivent en temps d'épidémie.

1° *Mesures d'hygiène générale.*

Les administrations municipales seront invitées à veiller d'une manière toute particulière sur la salubrité des villes et villages placés sous leurs auspices.

Elles prendront à cette fin toutes les mesures nécessaires pour assurer la propreté des rues par un balayage régulier et journalier. Dans les villes, les égouts, les vespasiennes doivent être l'objet de soins particuliers ; rien ne doit être négligé pour en obtenir le lavage et la désinfection. Des arrosages faits avec une dissolution légère de sulfate de fer, peuvent rendre les meilleurs services à cet égard.

On veillera d'une façon toute particulière sur les usines et établissements insalubres, abattoirs, tanneries, mégisseries, triperies, etc., etc., et on ne négligera aucun moyen de répression pour empêcher ces usines de verser leurs eaux sales et putrides sur la voie publique ; on les obligera à recueillir ces eaux dans des puisards, à les désinfecter par les moyens que la science préconise, et à les absorber ensuite d'une façon quelconque, soit avec de la terre, soit avec des détritus végétaux. Les fumiers qui en résulteront seront aussi rapidement enlevés.

Dans les communes rurales, où cela se remarque plus généralement, on empêchera qu'on n'étende de la litière dans les rues, qu'on n'y fasse du fumier et qu'on ne l'y entasse ; on veillera aussi à ce que les fumiers ne fassent pas séjour secours médicaux immédiats aux malheureux que viendrait frapper le fléau. Un poste de médecins fixé à la Mairie et fonctionnant nuit et jour,

---

dans les cours et écuries des maisons particulières ; on fera fermer surtout les cloaques infects destinés à les recevoir et qui forment autour des habitations autant de mares putrides disséminant au loin les miasmes les plus dangereux.

Les logements insalubres, ceux qui le sont par vice de construction ou par l'incurie des propriétaires, ne sauraient trop fixer l'attention. C'est là le plus souvent que germent les foyers susceptibles de faire naître ou d'activer une épidémie. Les lois et réglements sur la matière ne sauraient trouver de moments plus opportuns pour leur application.

En même temps qu'on veillera sur l'assainissement général, les mesures administratives les plus sérieuses devront assurer la bonne qualité des produits qui sont la base de l'alimentation. C'est aux administrations municipales à veiller soigneusement sur la bonne qualité comme sur la non altération des viandes, poissons, légumes et fruits portés sur les marchés. Il est inutile de démontrer combien un bon choix parmi les produits qui servent à l'alimentation importe à la santé et assure la résistance de l'économie contre les causes épidémiques.

2° *Mesures d'hygiène privée.*

Les mesures de salubrité générale se complètent par celles de l'hygiène privée. Les administrations locales considéreront comme un de leurs premiers devoirs de signaler à leurs concitoyens tout ce qui, au point de vue du logement, de l'alimentation et des vêtements, peut assurer la santé et protéger contre la maladie.

Elles inviteront, à cette fin, les populations à ne rien négliger pour assurer la bonne aération et la propreté de l'habitation en général, mais surtout celles de la chambre à coucher. La pièce dans laquelle on passe la nuit doit être spacieuse et susceptible d'être bien aérée. Elle ne doit pas être occupée par un trop grand nombre de personnes, ne pas être diminuée dans ses dimensions par des objets encombrants et arrêtant la circulation de l'air ; elle ne doit pas surtout recevoir des matières capables de le vicier et de l'altérer par leurs émanations. Les alcôves doivent être condamnées d'une manière générale. On ne saurait trop répéter combien est nuisible à la santé l'élevage des lapins, des poules, pigeons et autres animaux domestiques, dans les pièces qui servent de logement ou qui en sont voisines.

Les propriétaires doivent être invités à blanchir leur maison au lait de chaux devait, si l'épidémie prenait de sérieuses proportions, suffire à ce besoin.

Le Conseil municipal, dans un généreux élan, mit à la disposition de M. le Maire un crédit illimité, afin de faciliter son rôle dans ce pénible moment et de lui permettre de venir en aide, par tous les moyens, aux familles pauvres que frapperait le fléau.

---

et à tenir dans la plus grande propreté les cours, basses-cours, écuries, conduites des eaux ménagères, cabinets d'aisance, etc.

Les fumiers doivent être enlevés dès leur formation.

On ne saurait enfin se donner trop de soins pour inspirer aux masses l'amour de la propreté, qui malheureusement manque chez elles d'une manière à peu près générale.

Tout en veillant sur la bonne qualité des produits alimentaires exposés à la vente publique, les administrations rappelleront aux populations combien il leur importe de se montrer sévères dans le choix de leurs aliments et de se conformer, pour le manger et le boire, aux règles d'une sage sobriété.

Comme les fonctions de la peau importent au suprême degré, pour la bonne harmonie des autres fonctions, et particulièrement de celles des voies digestives, on ne saurait trop veiller sur la protection du système cutané.

Il convient donc d'inviter les populations à se soustraire aux transitions de température, à ne pas s'exposer à l'action soutenue des courants d'air, dans les moments surtout où la peau est active, et de leur rappeler que les habits de laine, drap, flanelle, etc., sont les plus propres à nous protéger contre les changements brusques de température et contre tout abaissement trop rapide de la chaleur animale.

En tout temps, mais dans les temps calamiteux surtout, les masses ne doivent point perdre de vue qu'un logement propre et salubre, qu'une alimentation saine et frugale, et que des vêtements protecteurs de la chaleur du corps, nous mettent, d'une manière à peu près certaine, à l'abri des influences morbides.

Ces conseils d'hygiène privée seraient complétés, si le fléau venait à nous frapper, par les instructions sur les premiers soins à donner aux malades dès l'atteinte du mal.

Comme la première de ces instructions et comme la plus importante de toutes, il leur serait dit que le plus petit dérangement des voies digestives doit être pris en sérieuse considération et attentivement soigné. Il faut qu'on sache bien que le choléra n'est pas contagieux et qu'en général il ne nous

En même temps furent organisées, par notre premier magistrat, des Commissions chargées d'inspecter les logements insalubres, de provoquer des mesures propres à les assainir, et de fournir des secours de tout genre à ceux qui, à la misère verraient se joindre le malheur plus grand encore de la maladie. S'il est un état maladif réclamant des secours immédiats et prompts, c'est le choléra, cette terrible affection qui anéantit la vie d'une façon si rapide et qui exige, par cela même, une intervention des plus empressées et des plus énergiques. Aussi, dans sa sollicitude, M. le Maire avait-il parfaitement compris que la charité publique devait s'exercer à domicile, et que les malades ne seraient qu'exceptionnellement dirigés vers les hospices.

En même temps, la surveillance la plus active s'exerça sur les marchés publics et assura la bonne qualité des comestibles livrés à la consommation.

En ce qui touche la tâche si difficile de l'assainissement de la cité, les mesures les plus radicales furent prises pour obtenir la propreté des maisons, des rues, des égouts, dans les quartiers surtout où des usines versent des eaux sales et miasmatiques. Rien ne fut épargné pour paralyser l'influence morbide et en conjurer les funestes effets : un service municipal fut organisé pour la distribution gratuite de l'eau chlorurée à domicile et pour la désinfection particulière des égouts, des vespasiennes, des eaux croupissantes, des ruisseaux infects.

---

frappe pas d'une manière soudaine. La Providence semble nous avertir des dangers qui nous menacent, par un symptôme léger en soi et facile le plus souvent à maîtriser : la *diarrhée*. Ce symptôme peut être considéré comme *un avertissement* salutaire et qu'on ne saurait impunément négliger.

Dès son apparition, il est de toute urgence de se mettre au régime, et de réclamer immédiatement les soins de l'homme de l'art.

Si le résumé rapide que je viens de vous donner sur les mesures d'hygiène générale et d'hygiène privée vous paraît assez complet pour répondre aux nécessités des circonstances calamiteuses qui nous menacent, vous voudrez bien, après l'avoir appuyé de votre sanction, le recommander, Messieurs, à l'attention de l'administration supérieure.

Dr TRIBES, *rapporteur*.

Plus tard, lorsque l'épidémie plane sur la cité, M. le Maire et M. Balmelle, son premier adjoint, auxquels la reconnaissance publique est acquise à tout jamais, et dont la cité n'oubliera point le zèle et le dévoûment plein de courage et d'abnégation, visitent eux-mêmes les maisons frappées par le mal pestilentiel. Tout en prodiguant des consolations aux familles, ils s'assurent eux-mêmes si rien n'est négligé par leurs agents pour la désinfection des maisons et des chambres mortuaires, et si les instructions données pour prévenir la formation ou la propagation des foyers morbides sont rigoureusement exécutées.

Nous ne saurions dire trop haut combien l'administration municipale s'est montrée vigilante, et combien elle a été attentive pour que les familles qu'atteignait le malheur ne restassent pas dans l'oubli, soit des soins qui pouvaient les protéger elles-mêmes contre l'atteinte du fléau, soit des précautions destinées à éteindre les foyers cholériques sur place et à les empêcher de rayonner à distance. Pour éviter même aux familles de douloureux détails, des agents avaient été chargés de la désinfection des lieux sur lesquels la mort venait de s'abattre, comme de celle des linges et des hardes qui avaient servi aux malades.

Des mesures étaient prises aussi pour que les corps fussent rapidement enlevés et que le séjour dans la maison mortuaire fût aussi court que possible. La loi ni la douleur des familles n'ont jamais eu cependant à subir la moindre atteinte : l'inhumation n'a jamais été faite avant les vingt-quatre heures réglementaires ; les corps étaient toujours conservés en chapelle jusqu'à ce moment.

Contagionniste ou non, on ne peut qu'applaudir à d'aussi sages mesures. Alors que la science n'a pas encore prononcé sur une question aussi grave que celle de la contagion, le devoir de l'administration est tout tracé : il n'y a pas à agir autrement que ne l'ont fait nos premiers magistrats. C'est peut-être, disons-le avec reconnaissauce, grâce à l'ensemble de toutes les précautions prises pour assurer la salubrité publique et privée, que nous avons dû de voir l'épidémie rester, à Nimes, au desous des proportions qu'elle a prises dans des cités très voisines de la nôtre.

Conditions météorologiques.

De tout temps, on a cherché à se rendre compte des épidémies par les conditions atmosphériques qui les ont précédées. Nous ne saurions les invoquer, cette année, pour expliquer notre constitution médicale. Rien d'exceptionnel, en effet, ne s'est produit avant l'arrivée de l'épidémie. Notre été n'a pas été des plus chauds ; nous avons eu même, ce qui ne nous arrive pas souvent, en juillet et en août, quelques ondées qui ont rafraîchi de temps en temps l'atmosphère et atténué par cela même les effets débilitants pour l'organisme dus à des chaleurs par trop soutenues.

Le fait le plus important, au point de vue de la météorologie, le seul qui mérite quelque attention, c'est celui de la durée des vents du sud et sud-est, qui n'ont presque pas cessé de souffler pendant les mois d'août, de septembre et d'octobre.

Ces vents avaient même cela de particulier qu'ils restaient brûlants et humides. Les vents du sud n'étaient que le siroco lui-même, qui, dans la rapidité de sa marche à travers les mers, n'avait pas eu le temps de tempérer son haleine. Il nous arrivait donc avec les qualités énervantes qui résultent de la chaleur et de l'humidité réunies.

Chacun de nous se rappelle encore combien l'atmosphère est restée lourde pendant quelque temps, combien l'économie se trouvait fatiguée par des sueurs profuses dues à la difficulté d'évaporation de l'excrétion cutanée.

En admettant même comme probable l'importation du miasme cholérique par les courants atmosphériques, il y aurait à noter qu'avant d'arriver chez nous, ces vents du sud avaient baigné leurs ailes dans les puissants foyers épidémiques de Toulon, de Marseille, d'Arles, etc., etc., et pouvaient ainsi avoir poussé vers nous l'influence morbifique.

Ce n'est, en effet, nous devons le dire, qu'à partir du moment où régnèrent ces vents que se manifesta pour nous la fatale influence. Est-ce coïncidence ou importation? Le fait existe, et nous le signalons tel que nous l'avons vu se produire.

Depuis les mois de juillet et d'août, nous avions à Nimes une grande affluence d'émigrants, ayant quitté les pays qui, à nos portes, étaient décimés par le choléra. Aucun cas ne s'était produit, ni parmi eux, ni parmi les personnes qui les approchaient. La ville était restée indemne de toute mauvaise influence, de tout contage pendant plus de deux mois; l'épidémie ne commença qu'après le début des vents du sud que nous avons signalés.

Nous n'entrons dans ces détails que pour montrer combien à nos yeux le mode de propagation du choléra par les personnes est peu important, comparé à celui que peut employer la nature lorsqu'elle veut disséminer et porter au loin une influence pestilentielle.

Est-ce simple coïncidence, ou bien y a-t-il rapport de cause à effet? Il n'en est pas moins vrai que c'est à partir du moment où ces vents se firent sentir sur notre continent que s'irradia dans l'Europe le fléau asiatique, et que sa présence fut constatée, presque en même temps et à la fois, dans les pays les plus divers et les plus distants les uns des autres: à Madrid, à Londres, à Paris, en Allemagne, en Russie, etc., etc.

Evidemment une diffusion si rapide et si instantanée ne peut s'expliquer que par l'action de puissants moyens: c'est aux éléments eux-mêmes qu'il faut en demander raison.

Les vents du Sud ont-ils porté avec eux les miasmes morbifiques, ou bien ont-ils favorisé l'évolution de ce germe de mort, développé cette influence toxique si fatale pour l'organisme humain? L'une et l'autre thèse peuvent se soutenir.

Constitution médicale avant l'apparition du choléra.

Aux constitutions atmosphériques antérieures aux épidémies sont, le plus souvent, rattachées ces épidémies mêmes. Nous avons déjà dit que rien de particulier dans les conditions de l'atmosphère ne méritait d'être signalé, avant le règne si prolongé du siroco, qui pût rendre compte de la grave manifestation morbide dont les ravages devaient s'étendre sur nous pendant deux mois.

Notre constitution médicale se trouvait dans des conditions de parfaite harmonie avec celles de l'atmosphère : les chaleurs de l'été, moins vives et moins pénibles que dans les étés précédents, à cause des ondées dont nous avions été gratifiés cette année, n'avaient pas traîné après elles le cortége complet et habituel des maladies estivales propres à nos contrées méridionales. Les troubles gastriques n'avaient pas été plus graves ni guère plus nombreux que ceux des années précédentes ; en juin, juillet et août, il n'y avait eu, en tout, pour les maladies de toutes sortes du tube digestif, que trente-quatre décès en sus de ceux des mêmes mois de l'année 1864. Nous avions, par contre, beaucoup plus de fièvres intermittentes ; elles trouvaient leur raison d'être dans les chaleurs accompagnées d'humidité dont il a été parlé.

En 1865 comme en 1849, avant l'apparition du fléau, nous n'avons pas constaté une prédominance telle des troubles abdominaux qu'on puisse dire que l'*influenza* commençait à trahir sa présence bien avant de se révéler avec les graves caractères qui lui sont propres. Nous sommes entrés en plein choléra sans voir se produire ces diarrhées générales qui, dans certaines épidémies, en ont été l'avant-coureur.

Notre constitution médicale, au moment de l'arrivée du fléau indien parmi nous, était si peu aux troubles gastriques, que, généralement, on considérait leur absence comme du meilleur augure et comme l'indice de l'immunité que chacun de nous rêvait pour la cité.

Malheureusement, la douce illusion dont on avait pu se bercer ne fut que de courte durée. Bientôt se produisirent quelques cas de choléra des plus caractérisés, et, peu après, nous étions en pleine épidémie.

Invasion.

Comment le choléra s'est-il produit à Nimes ?

Y a-t-il eu importation ou non du fléau asiatique ?

Pouvons-nous accuser le contage, ou bien, s'il n'est pas possible de retrouver la filiation de notre épidémie avec les foyers cholériques si puissants que nous avions à nos portes, devons-nous en accuser une influence supérieure, une cause épidémique se rattachant à des conditions sidérales, ou cosmo-atmosphériques qui, jusqu'à ce jour, échappent à l'investigation la plus attentive comme la plus éclairée ?

C'est par l'étude des épidémies locales que peut, ce nous semble, être attaqué et résolu le grand problème de la propagation du mal indien. C'est dans les localités circonscrites et pas trop populeuses qu'on peut suivre le rapport des cas entre eux et remonter jusqu'à celui qui a présidé à leur origine, s'il y a eu transmission.

Ce fut d'une manière brusque et soudaine que fit parmi nous son apparition le choléra. Après avoir frappé quelques coups isolés, mais rares, dans les premiers jours de septembre, nous le vîmes généraliser ses atteintes à partir du 13 du même mois.

Dans les quartiers les plus opposés et les plus distants les uns des autres se produisirent ses premières manifestations : les rues Roussi, Bachalas, de la Faïence, des Orangers, Notre-Dame, des Fours-à-Chaux, Cart, du Cadereau, du chemin de Sauve, du chemin de Beaucaire, la Maison centrale, le chemin de Montpellier. L'influence morbide plane à peu près, en même temps, sur la ville tout entière; et, même au delà de son périmètre, le mas de Vallongue, la Calmette sont frappés en même temps.

La manière dont le choléra se généralise presque au début prouve, d'une façon plus que décisive, que la contagion est étrangère à sa propagation, comme elle l'a été à son évolution première. Une diffusion aussi rapide et aussi complète ne trouve sa raison d'être que dans une influence morbide pesant à la fois sur le pays tout entier et non dans le contage d'individu à individu qui ne saurait jamais l'expliquer.

Nos recherches les plus minutieuses, comme celles qui ont été faites avec grand soin par l'administration, excluent l'admission de l'importation du choléra parmi nous par les étrangers qui, en grand nombre, avaient quitté Toulon, Marseille ou Arles. Aucun d'eux n'a été malade et n'a succombé parmi nous, et les premiers cas ne se sont pas produits non plus parmi les personnes qui les ont approchés. C'est dans les hôtels ou dans leur voisinage que nous aurions dû trouver le premier foyer cholérique, qui, se serait étendu à la cité tout entière. Loin de là : nous avons vu l'épidémie débuter par les quartiers les plus éloignés des hôtels et par ceux qui, à cause de leur peu d'agrément, n'offrent aucun attrait au voyageur et ne sont jamais visités par lui. Quoique assez généralisée, l'influence a pesé toutefois, d'une façon plus particulière au début, sur la partie nord de la cité, c'est-à-dire sur la partie qui s'étend de la rue des Fours-à-Chaux à la rue de l'Enclos-Rey, et qui est limitée au sud par les boulevarts du Grand et du Petit-Cours, quartiers ouverts et aérés entre tous; et, chose remarquable! la Maison centrale et les maisons religieuses de la Providence et des Sœurs de Besançon, comprises dans le périmètre, ont, malgré leur peu de rapport avec l'extérieur, subi en même temps l'influence commune. Plus tard, l'épidémie s'arrête plus particulièrement dans le cœur de la cité, et sévit sur la paroisse de la Cathédrale; la partie basse de la ville, la paroisse Sainte-Perpétue, fut à peu près complètement épargnée ou ne fut atteinte que légèrement, et cela à la fin de l'épidémie.

Nous ne saurions passer sous silence l'espèce d'instantanéité avec laquelle les trois grands établissements cités ci-dessus, qui sont sans rapport les uns avec les autres, ont été frappés : au même moment et à la même heure presque, l'épidémie a fait dans leur sein son apparition. Nous avons remarqué aussi cette même instantanéité dans la manifestation des cas particuliers à la maison n° 16 de la rue des Orangers. Les trois personnes frappées n'avaient de commun que le toit qui les abritait; elles appartenaient à des familles et à des étages différents; elles étaient presque au même moment frappées dans la nuit du 24 septembre, et s'éteignirent aussi presque en même temps, après de très courtes heures d'une atroce agonie; elles n'avaient donc pu se contaminer.

Un fait que nous ne pouvons séparer des précédents et qui milite encore contre l'admission de l'importation du choléra par les individus, c'est la manifestation des cas constatés dans la Maison d'arrêt. Là, pas plus qu'à la Maison centrale ou à la Providence, les émigrants n'ont porté leurs pas ni semé le contage.

Il n'est pas moins important de faire observer que les villes et les villages placés entre nous et la ville d'Arles, si cruellement éprouvée, sont restés presque complètement indemnes du choléra. Ainsi, aux portes de la ville d'Arles, Tarascon, qui a reçu un si grand nombre d'émigrants, et qui, par sa position relativement aux lignes ferrées était chaque jour traversé par un grand nombre d'étrangers partis soit de Toulon, soit de Marseille, soit d'Arles, et gagnant la ville si privilégiée de Lyon que n'ont jamais atteinte les épidémies cholériques; Tarascon, dis-je, est resté à l'abri du fléau; les deux ou trois cas isolés qui se sont produits dans les derniers jours ne prouvent rien contre nos assertions. Beaucaire, en face de Tarascon, a eu, au contraire à compter avec l'épidémie. Plus près de nous, le village de Bellegarde, qui confine à Arles, a abrité aussi dans son sein un grand nombre d'émigrants, et cependant pas un cas de choléra pour lui faire regretter sa cordiale hospitalité.

Ajouterai-je que, dans le nombreux personnel du mouvement des chemins de fer qui faisait le service de Toulon à Marseille et de ce point vers Arles et Avignon, à peine deux ou trois conducteurs de trains ont été frappés? on sait cependant les nombreux rapports de ce personnel avec les voyageurs. Ces victimes, habitant Marseille ou Arles, devaient subir l'influence commune de ces contrées. Sur la section de la rive droite, le personnel des conducteurs n'a eu à déplorer aucune perte.

Ce qui s'est passé à Solliès-Pont, charmant petit bourg près de Toulon, ne saurait non plus être oublié. Dans ce délicieux site, un soir, alors qu'on fêtait l'immunité dont jouissait le pays, le choléra se manifesta aussitôt après un orage, et dans des proportions telles qu'en cette même nuit on compta plus de soixante cas; le lendemain étaient enregistrés plus de trente décès.

Ce sont là tout autant de faits qui n'ont pas besoin de commentaires, et qui ruinent une théorie à base étroite, comme celle de la contagion et de l'importation par individus.

Mais revenons aux faits qui nous sont particuliers, et disons qu'aucune investigation n'a permis de trouver la filiation de notre épidémie avec celles des puissants foyers cholériques voisins, et qu'il n'a pas été possible non plus de saisir le moindre rapport entre les divers cas qui se sont produits dans la cité. L'invasion a donc été spontanée à Nimes où elle s'est déclarée le 13 septembre.

Plusieurs petits villages de nos environs ont compté aussi quelques cas. Il n'a pas été possible non plus, malgré les recherches les plus attentives, de les rattacher à la contagion : c'est cependant dans ces foyers circonscrits qu'il eût été facile de vérifier les traces de l'importation, si elle eût réellement existé. Là, comme dans notre cité, l'explosion du choléra n'a pu s'expliquer que par l'action d'une influence morbigène à laquelle la transmission par individus était étrangère.

L'étude bien attentive de la manifestation cholérique dans chaque localité peut seule, à notre avis, éclairer la grande question de la propagation du fléau indien.

Pour compléter ce qui a trait à l'invasion du choléra à Nimes, nous dirons que, bien avant notre entrée en pleine épidémie, dès les mois de juin et juillet, quelques cas de choléra sporadique, quelques cholérines graves s'étaient produits. A Marseille, à la date des 18 et 23 juin, on signalait quelques cas de choléra rapidement mortels qui restèrent cependant isolés jusqu'au 15 juillet, où des indices sérieux d'épidémie se manifestèrent. A Alexandrie (Egypte), c'est aux premiers jours de juin que remonte l'invasion du fléau.

J'ai rapproché à dessein les pays et les dates pour montrer qu'en même temps se produisait à Alexandrie, à Marseille, à Nimes, l'influence cholérique; qu'elle était à des degrés divers, il est vrai, pour chacune de ces contrées, à ce même moment, mais que l'existence simultanée de l'influence ne saurait être niée. Lorsque l'Egypte était déjà en pleine épidémie, chez nous, le fléau préludait à sa première évolution. Que devient, en présence d'un argument aussi sérieux que celui qui résulte de ces dates rapprochées, la théorie de l'importation par les fidèles observateurs du Coran?

Mode de propagation et étiologie.

Nous ne sommes pas plus avancés aujourd'hui que nous ne l'étions sur l'étiologie du fléau indien. Quelle est la cause du choléra? où prend-il naissance? comment se développe-t-il? Ce sont là, je crois, des questions qui, longtemps peut-être, seront mystères pour l'humanité. Le choléra naît-il dans l'Inde? résulte-t-il des émanations putrides végétales ou animales qui s'élèvent du delta du Gange et que poussent au loin les vents et les grands courants atmosphériques? ou bien prend-il naissance dans les pays où on le voit se développer par des influences cosmiques ou sidérales qui nous échappent et qui sont accidentelles pour ces contrées alors que les mêmes conditions sont presque pérennes pour une partie de l'Inde orientale? Ce sont là des théories qui peuvent se soutenir avec la même vigueur d'arguments et qui répondent, les unes et les autres, à certains faits d'observation.

Dans l'hypothèse du miasme tout formé dans l'Inde et voyageant sur les ailes du vent ou dans les hordes des caravanes, que de difficultés pour expliquer les faits ! Est-il sérieusement admissible de dire et penser que le miasme, tout formé, puisse ainsi, sans s'atténuer, arriver d'étape en étape? C'est comme par ondulations concentriques qu'il procèderait chaque jour; on le verrait agrandir le diamètre de sa sphère d'action: on ne le verrait pas respecter le moindre point intermédiaire, ni procéder par foyers. Ce qu'on remarquerait surtout, c'est l'affaiblissement de la cause pestilentielle à mesure qu'elle s'éloignerait de son point d'émergence, et on ne la verrait pas revêtir autant d'intensité, et quelquefois même une intensité plus grande, à des milliers de lieues de son origine. Evidemment ce serait supposer à un pays, très restreint par rapport à tout le globe, un pouvoir d'émission qu'il n'a certainement pas, à moins d'admettre que, renaissant de ses cendres, le miasme est encore plus subtil et plus actif à mesure qu'il s'éloigne du lieu qui favorise sa formation.

Comment expliquer d'ailleurs, de cette façon, l'apparition subite du choléra dans une partie très limitée du globe, en dehors du foyer du Gange et en dehors de toute épidémie générale existante ? C'est là cependant ce qui eut lieu à Oran, en 1858, et en 1835 à Arles ; à une autre époque, en Pologne. Evidemment ces épidémies circonscrites ne peuvent s'expliquer que par des causes purement locales et naissant sur place. Supposez que, par une raison ou par une autre, ces causes se multiplient et se généralisent, et vous arriverez à ces calamités qui sèment la mort et le deuil dans le monde entier.

Ne pouvons-nous pas rapprocher de ces faits l'épidémie actuelle de la Martinique et de la Guadeloupe, qui, d'après M. Pellarin, chirurgien de première classe de la marine, a éclaté, de la façon la plus soudaine, dans les derniers jours de septembre, et à propos de laquelle M. Sée, membre de l'Académie de médecine, donnait à ses collègues la communication de la lettre suivante de M. l'Herminier père, datée du 8 novembre de la Pointe-à-Pitre ? « Depuis quelque temps, nous sommes du choléra sans savoir d'où il nous vient. Point de navires suspects, point de caravane de la Mecque, point de chemins de fer pour nous l'apporter ; il est né dans nos marais. C'est une introduction sans introducteur et une spontanéité parfaitement prouvée. »

On remarquera que la date de l'apparition du choléra dans nos possessions coloniales d'Amérique est celle de notre invasion, comme celle de l'invasion de Paris, de Londres, etc., etc. Nous appelons sur ce point l'attention, pour prouver que l'*influenza* qui préside au choléra pesait à la fois et en même temps sur l'ancien et le nouveau monde.

On nous dira aussi que nous n'avons des épidémies cholériques que depuis nos rapports plus nombreux avec l'Inde. Certainement, ces rapports depuis quelques années sont devenus plus fréquents, plus intimes avec les peuples orientaux ; cependant, dans la première partie de ce siècle, alors qu'apparut la première épidémie qui ravagea le monde, en 1832, nos relations n'étaient guère plus fréquentes que lors des siècles précédents; elles l'étaient moins peut-être. L'Angleterre depuis longtemps déjà possède son grand royaume des Indes; la France elle-même avait fait des conquêtes considérables dans ce pays, et cependant nos relations avec ces peuples n'avaient jamais eu les conséquences désastreuses qu'on veut bien leur attribuer aujourd'hui.

Et les caravanes des fidèles observateurs du Coran n'avaient-elles pas lieu autrefois comme aujourd'hui? Cependant elles n'avaient pas encore été accusées d'avoir propagé sur leur passage le fléau pestilentiel. C'est pour la première fois qu'on le voit, en effet, prendre son essor vers l'Europe par la voie de mer; jusqu'à ce jour, le continent européen n'était atteint, au début, que par le Nord, et non par le Midi. Ce sont des faits de pure coïncidence que ceux imputés à ces caravanes, et rien de plus. Si, d'ailleurs, les pèlerins de la Mecque avaient traîné le choléra à leur suite, notre possession africaine aurait dû être surtout atteinte, tandis qu'elle ne l'a pas été ou presque pas, et que les cas produits à Alger ne se sont manifestés qu'après les épidémies de Toulon et de Marseille. Cependant, s'il est une terre où les pèlerins soient descendus en grand nombre et par milliers, c'est certainement notre terre d'Afrique, ou ce sont les États barbaresques limitrophes, l'empire du Maroc et la régence de Tunis.

Notre manière de voir ne saurait néanmoins nous conduire jusqu'à désapprouver les grandes mesures sanitaires dont l'épidémie de 1865 a fait naître l'idée, et pour laquelle la France a provoqué une conférence européenne. Une idée aussi généreuse ne pouvait que trouver de l'écho dans tous les cœurs, et pour nous, en particulier, nous serions heureux de voir une entente aussi complète des puissances humaines conjurer un fléau qui décime les populations. Nous craignons toutefois que de pareils efforts restent impuissants, et que l'ennemi ne déjoue tous nos calculs. Néanmoins, il aura été fait tout ce qui devait l'être, et les populations rassurées n'auront plus à se plaindre.

Cette entente même des gouvernements européens aura toujours un immense avantage, en ce sens qu'elle pourra modifier les coutumes barbares des peuples fanatiques de l'Orient et leur inspirer des habitudes hygiéniques plus en rapport avec la civilisation moderne. Elle aura, par ce fait, sinon anéanti la cause du fléau indien, du moins enseigné à ces populations peu civilisées les moyens de se soustraire en partie à ses atteintes par une hygiène mieux comprise et surtout mieux appliquée. Ce sera toujours là un immense bienfait dont le gouvernement français pourra revendiquer l'honneur d'initiative.

Si, jusqu'à ce jour, on se perd en conjectures sur la cause du choléra (*miasmes*, *virus*, *fiasmes*, *microphytes*, *microzoaires*), ce n'est pas que, de toutes parts, la science ne cherche comme à l'envi d'arracher à la nature son secret et à la mort ses victimes. Médecins, chimistes, physiciens, anatomistes, les Robin, les Pasteur, les Leverrier, les Dumas, tout ce que le monde savant compte de plus illustre, sont à l'œuvre au moment présent pour soulever le voile du mystère. Les uns pâlissent sur les restes de la mort pour découvrir les désordres créés par le mal sur l'organisme humain et pour arriver jusqu'à la cause elle-même ; d'autres interrogent tous les éléments, les soumettent au creuset de l'analyse la plus subtile ; tous enfin rivalisent de science, de zèle et de dévouement pour le bien de l'humanité. Espérons que tant d'efforts ne seront pas perdus et que l'homme saura saisir et maîtriser cette inconnue comme il en a saisi et maîtrisé tant d'autres !

Symptomatologie et traitement.

Il est aujourd'hui bien acquis pour la science que le choléra, proprement dit, ne débute jamais d'une manière soudaine, et que les phénomènes graves qui, pendant les premières épidémies, étaient considérés comme constituant la maladie elle-même, ne sont que la phénoménisation dernière, la période ultime d'une affection dont on avait méconnu les débuts.

Grâce, en effet, aux progrès de la science et aux observations plus attentives et plus complètes, il est désormais bien démontré que, avant d'arriver à cette période caractérisée par *l'algidité, la cyanose, la disparition du pouls, l'anurie, l'aphonie,* le mal indien a déjà révélé sa présence par des symptômes d'une gravité moindre et qui sont d'une durée plus ou moins grande.

Ces symptômes, qui caractérisent la maladie au début, se traduisent le plus souvent plusieurs jours à l'avance par des phénomènes révélant l'atteinte que subit l'innervation en général : *vertiges, lipothymies, réfrigérations, sueurs froides, nausées, borborygmes, lassitudes, douleurs épigastriques, anorexie, crampes vagues.* A ces désordres de tout le système, qui ne sont pas en général assez graves pour fixer sérieusement l'attention des malades, se joignent bientôt des troubles fonctionnels qui ont pour siége principal le *tube digestif*; alors surviennent *quelques vomissements*, et surtout *cette diarrhée* qu'on a appelée *prémonitoire*, mais qui, comme nous venons de le voir, ne constitue pas à elle seule l'unique avertissement de la grave atteinte que subit l'organisme; elle n'est pour nous, en effet, que la manifestation avancée déjà de l'intoxication cholérique et l'avant-coureur le plus rapproché de la période ultime.

Ainsi, pour nous, quatre périodes dans le choléra, périodes bien marquées et qui ont chacune une manifestation propre:

1re Période. — Troubles relevant de l'affaissement que subit l'innervation générale : Vertiges, lipothymie, réfrigérations, sueurs froides.

2e Période. — Ebranlement du système gastro-intestinal : Diarrhée séreuse abondante, vomituritions, borborygmes, dépression du pouls, etc.

3e Période. — Désordres fonctionnels : Diarrhée incessante, caractéristique, vomissements continus, crampes, algidité, cyanose, sueurs visqueuses, anurie, aphonie, absence du pouls, sidération des forces, cadavérisation de l'individu.

4e Période.— Réaction, retour à la vie : Elle est caractérisée par la cessation de la cyanose, la reprise de la circulation , des fonctions urinaires, de la chaleur.

En 1849, des sueurs abondantes marquèrent cette période; en 1865, c'est une tendance aux phénomènes typhiques qui lui imprime un cachet particulier.

Dans les deux premières périodes, se rangent les phénomènes morbides qu'on était autrefois convenu d'appeler *cholérine*, et qu'on doit appeler *premiers symptômes du choléra.*

Notre épidémie nous a offert beaucoup de malades atteints de ces premiers symptômes, qui généralement ont cédé à un traitement rationnel, mais qui, dans certains cas, ont résisté et sont dégénérés en choléra. Nous avons vu quelques cas dans lesquels la mort est même survenue, sans que les malades eussent atteint la manifestation de la période ultime : ils arrivaient à la terminaison fatale, par une espèce d'affaissement et de collapsus typhique.

Les cas appartenant à la troisième période et constituant le *choléra, proprement dit* ont été généralement très graves et le plus souvent mortels; les quelques personnes qui se sont trouvées assez heureuses pour sortir de la période algide, ont eu sérieusement à compter avec la période de réaction qui a pris toujours à peu près le caractère de l'état typhode, et en a conservé la gravité.

La période de réaction a toujours été très difficile; le retour à la vie ne s'est fait que d'une manière lente et pénible. Les congestions passives des organes importants n'ont pas été rares et ont revêtu la forme adynamique du typhisme.

Les deux premières périodes, par lesquelles prélu de presque toujours l'intoxication cholérique, s'accomplissênt, en général, sans inspirer de trop vives craintes; les malades, peu soucieux de troubles légers en apparence et pas assez graves pour fixer leur attention, ne se doutent de la présence de l'ennemi qui les étreint que lorsque arrive le cortége des graves symptômes en lesquels on faisait auparavant consister le choléra tout entier. Aussi ne s'occupe-t-on pas en général, de les soigner.

Désormais donc, pas plus de fausse sécurité que d'alarmes exagérées. Les efforts constants de la science sont arrivés à bien fixer toutes les phases par lesquelles passe l'économie humaine avant d'atteindre cette période de mort dans la quelle l'art est le plus souvent et presque toujours impuissant.

C'est là un immense progrès que la science soit arrivée à préciser ainsi les diverses manifestations de ce grave état morbide et à marquer la limite où s'arrête le succès ou l'insuccès de son action.

L'influence épidémique, à Nimes, a confirmé, de tous points, ce que nous venons de dire relativement à l'appareil symptomatique.

Nous n'avons pas vu, pour notre part, de *choléra foudroyant ;* les cas les plus graves ont tous été précédés de périodes prodromiques. Il n'est pas de cas où la di arrhée prémonitoire ou d'avertissement n'ait existé plus ou moins de temps. C'est là ce qui résulte des documents officiels dus aux recherches provoquées par l'administration municipale.

Chez un grand nombre de malades, l'influence morbide n'a pas dépassé les limites des périodes prodromiques, soit parce que l'intoxication pestilentielle se trouvait être moindre ou le degré de résistance individuel plus puissant, soit surtout parce que des soins rationnels sont intervenus en temps opportun.

Le choléra confirmé, ou la maladie arrivée à la troisième période, a été des plus graves; généralement les malades aussi profondément atteints sont morts, et cela d'une manière rapide. Parmi ceux qui sont parvenus à la période de réaction, beaucoup ont succombé à une espèce d'état typhique caractérisé par un affaissement des plus profonds. Les réactions franches ont été bien rares et en général traversées par beaucoup d'accidents, surtout par des accidents congestifs des organes profonds.

Ce qui peut caractériser notre épidémie de 1865, dans les formes graves comme dans les formes légères, c'est la tendance à l'état typhode et l'absence des réactions franches. Après la cholérine comme après le choléra le plus confirmé, nous avons vu survenir cette tendance typhique de laquelle ne sortaient que très péniblement les malades qui ont été assez heureux pour se rétablir.

Cette influence typhique, cette forme particulière du choléra de 1865 peut bien s'expliquer par l'affaissement de l'organisme dû à l'influence de ces vents brûlants et humides qui ont régné pendant plus d'un mois et demi, à l'exclusion presque de tout autre. Si par la constitution météorologique ne peut s'expliquer une épidémie, on peut du moins par elle expliquer sa forme particulière.

En l'absence de tout spécifique contre cette cruelle affection, le médecin ne saurait perdre de vue que c'est à la médecine rationnelle qu'il doit demander les moyens d'une intervention efficace.

Le choléra étant, par la nature de son action sur l'économie humaine, une affection essentiellement déprimante, qui atteint la vie dans ses foyers principaux, les centres nerveux, ceux de la vie organique surtout, c'est aux agents propres à relever les forces en général, à les régulariser, comme à les reconstituer qu'il convient de faire appel.

Dans les phénomènes prodromiques, comme dans le choléra confirmé, nous avons vu les moyens susceptibles de réveiller et de sortir l'économie de sa torpeur, faire cesser l'action dépressive du principe toxique qui porte sur elle cette grave perturbation, et constituer le seul traitement utile.

Au début comme à la fin de l'intoxication cholérique, nous nous sommes bien trouvés d'une médication tonique, stimulante et pouvant régulariser les forces nerveuses.

Parmi les moyens les plus propres à prévenir les désordres de toute sorte que fait naître l'influence épidémique, nous plaçons en première ligne, comme l'a si bien dit, à l'Académie des sciences, le professeur Velpeau, nous plaçons, dis-je, le *laudanum*. Ce précieux moyen, que dédaignent quelques praticiens qui se rendent mal compte de son action ou qui ne saisissent pas l'opportunité de son emploi, est, à notre avis, par son action régularisatrice du système nerveux ganglionnaire abdominal, un puissant tonique de ce système. Tout médicament qui s'oppose à l'ébranlement des forces, qui les maintient dans leur équilibre, devient par cela même le tonique par excellence, celui qu'on doit placer au premier rang.

Quel est, je le demande, l'agent qu'on pourrait lui opposer dans cette perturbation profonde de l'économie qui se traduit par des troubles de toute sorte du côté du système nerveux, en général, et de celui de l'appareil abdominal, en particulier? Nous ne craignons pas de dire qu'il n'en existe aucun; aussi tout praticien qui se trouve en face du mal indien s'adresse-t-il à lui, malgré les préventions qu'il peut avoir eues: il comprend qu'il ne peut imprimer à l'économie un mouvement favorable vers l'équilibre des forces sans y avoir recours. L'important, c'est de l'employer dans de justes mesures, et surtout avec opportunité. On se tromperait étrangement toutefois, si on concluait de ce que je viens de dire du *laudanum* que je le considère comme la panacée du choléra; j'ai voulu seulement marquer sa place dans la thérapeutique rationnelle de cette affection. Dans les phénomènes prodromiques et prémonitoires, quel moyen plus puissant que lui? Ne suffit-il pas, en général, pour les dominer à lui seul?

Dans les phénomènes ultimes du mal, il trouve une place plus restreinte, mais il doit en avoir une.

Nous avons eu à nous louer beaucoup aussi du quinquina et de ses préparations, soit en potions, soit en lavements. *Contre la première période prémonitoire,* celle qui se traduit par un commencement de troubles vers le *système nerveux* : *vertiges*, *lipothymie*, *borborygmes*, *sueurs froides*, *tendance à la réfrigération*, nous ne connaissons pas de moyens plus propres que le quinquina à conjurer cette première invasion du mal indien. C'est avec avantage que, pendant l'épidémie, nous avons conseillé le vin de quinquina, à la dose de deux petits verres par jour, comme *moyen prophylactique*; pour les personnes qui répugnaient au vin, le tannate de quinine, à la dose de deux ou trois grains tous les matins, ou bien le sirop d'écorce d'oranges amères nous rendaient d'excellents services. Nous sommes certain que bien des personnes ont dû à ces simples moyens d'échapper à toute impression de l'influence épidémique.

Dans la deuxième période prémonitoire, celle qui suit en général les désordres nerveux et qui se caractérise par l'*ébranlement du système abdominal* : *diarrhée séreuse abondante*, *douleurs épigastriques*, *nausées*, *vomituritions, etc.*, le laudanum par les voies hautes et basses, le bismuth, la diète, le repos au lit, la limonade sulfurique, le charbon, les lavements avec la décoction de quinquina, de racines de ratanhia, de fleurs de roses rouges, sont autant de moyens qui suffisaient, en général, pour maîtriser l'ébranlement du système nerveux abdominal, rassurer les voies digestives et empêcher le mal d'arriver à sa période ultime.

Dans la période ultime ou choléra confirmé, qui, comme le démontre la statistique de notre épidémie, ne s'est jamais, ou presque jamais, produite d'emblée, dans cette période ultime, dis-je, caractérisée par *la cyanose*, *l'aphonie*, *l'absence du pouls*, *l'algidité*, *la suppression des urines*, *les crampes violentes*, *les vomissements fréquents*, *la diarrhée rizacée*, *la presque cadavérisation*, enfin, de l'individu atteint, les stimulants de toute sorte trouvaient leur emploi : *l'esprit de Mindérerus*, *l'éther*, *le chloroforme*, *les boissons aromatiques additionnées d'alcool*, *de rhum*, *les lavements avec le quinquina*, *le vin*, *le calorique communiqué par tous les moyens* (*bassinoire*, *fers à repasser*, *linges chauds*), *les sinapismes larges et puissants promenés sur toute l'économie, mais en particulier sur la colonne vertébrale et sur les hypocondres*, *les frictions stimulantes*, *les ventouses*, *les armatures électriques*, *les bains généraux additionnés de moutarde*, *l'eau de Seltz*, *la glace*, si propres à combattre les vomissements, constituent à peu près l'ensemble des moyens dirigés contre le dernier degré de l'affection cholérique.

L'art ne triomphe dans cette période ultime que bien difficilement; aussi importe-t-il aux populations de savoir que cette période n'est que la dernière phase d'une affection qui ne se produit en général que par la négligence, l'incurie et l'oubli des soins dans les périodes prémonitoires.

Une des conditions qui font le succès contre le choléra arrivé à ce point de gravité, c'est l'empressement intelligent dans l'administration des moyens cités plus haut.

Lorsque le malade est assez heureux pour sortir du grave danger dont nous venons d'esquisser le triste tableau, arrive *une quatrième période du mal* qui est celle du retour à la vie et qu'on appelle *période de réaction*. A ce moment, tout est loin d'être fini : modérer les mouvements vitaux, ralentir, pour ainsi dire, la reprise de la vie constituent encore une difficile tâche pour le médecin. Des congestions actives vers les organes les plus nobles : le cerveau, la poitrine, le cœur, le foie, se font le plus souvent et précipitent le trépas. *Les tempérants de toute sorte*, *limonades*, *orangeades*, *l'eau vineuse coupée ou non par l'eau de Seltz*, *le petit lait*, *les fomentations chaudes vers les extrémités*, *les réfrigérations de la tête*, *les sangsues*, *les ventouses sur les organes menacés*, *les sinapismes*, *quelquefois de petites saignées légèrement déplétives*, *les vésicatoires*, trouvent en ce moment leur emploi.

On s'étonnera peut-être que nous n'ayons pas parlé de la méthode évacuante, celle qui consiste à agir contre le choléra par les vomitifs ou les purgatifs. Sans la condamner d'une manière absolue, celle par les vomitifs surtout, nous pensons qu'elle doit être rarement employée. Nous avons vu, en effet, tout comme les professeurs Chauffard et Bernutz, de Paris, cette médication avoir plus d'une fois ses dangers et précipiter l'arrivée de la période ultime du choléra. Un cas malheureux qui s'est produit à Nimes, et qui a même fait une certaine sensation, en est un douloureux exemple.

Les vomitifs, les purgatifs, ces derniers surtout, ont une action essentiellement débilitante ; ils viennent donc ajouter leur influence dépressive à celle déjà si puissante de la maladie et peuvent, par cela même, préparer la catastrophe. Il ne faut pas perdre de vue d'ailleurs que l'économie a toutes les peines à lutter, en temps d'épidémie, contre la cause morbide et qu'un rien suffit alors pour rompre l'équilibre des forces, celles du système abdominal surtout.

Bien des praticiens n'ont recours à la méthode évacuante que pour favoriser, disent-ils, les mouvements curateurs de la nature, l'élimination par les selles du principe toxique qui préside au choléra. Mais qui nous dit que la diarrhée abondante qui épuise l'économie est une crise favorable, éliminant l'agent morbigène. N'est-elle pas plutôt le résultat de la perversion pure et simple de la fonction intestinale? Le tube digestif se comporte en ce moment, avec exagération toutefois, comme on le voit se comporter alors qu'une impression violente, la terreur par exemple, suspend et trouble son action. Une excrétion plus ou moins abondante en est presque toujours la conséquence immédiate; des selles plus ou moins nombreuses accompagnent toujours la dépression vitale que la frayeur fait subir à l'appareil digestif. Le trouble fonctionnel intestinal que provoque le choléra résulte donc de la dépression que subit l'appareil gastrique par le fait de l'extinction du système nerveux qui l'anime.

La méthode évacuante, soit vomitive, soit purgative, cette dernière surtout, ne peut qu'ajouter à la stupeur dont se trouve frappé le système ganglionnaire général et celui du tube digestif en particulier. Son propre est de détruire en partie la résistance vitale; elle ne peut donc, cette méthode, qu'ajouter à la dépression générale, et, par cela même, décider la terminaison fatale d'une affection si déprimante déjà par elle-même.

Loin donc de recourir à une méthode qui affaiblisse les forces générales et agisse dans le sens de la maladie, il convient de recourir à une méthode perturbatrice et propre à réveiller les actes vitaux, au lieu de les éteindre. C'est aussi à cette dernière que s'arrêtent, en général, les praticiens aujourd'hui.

Prophylaxie du choléra.

La cause du choléra nous étant inconnue, il est difficile de dire par quels moyens les peuples et les individus peuvent échapper à ses atteintes.

Jusqu'à ce jour, c'est à l'hygiène publique et privée qu'il faut demander les moyens de protection contre un aussi terrible fléau. Les administrations supérieures et locales, doivent par tous les moyens en leur pouvoir, assurer la salubrité générale et veiller sur la vente des produits qui servent à l'alimentation publique; elles doivent aussi et en tout temps, par de sages conseils, inspirer aux populations des habitudes d'ordre de propreté qui, le plus souvent, leur font défaut. C'est ainsi que se fait l'éducation publique et privée, au point de vue hygiénique, que les populations sont, de longue main, préparées à l'épreuve d'un fléau, s'il vient à se produire, et qu'elles se trouvent en état de lui résister. Ce n'est pas, en effet, au moment où on entre en pleine épidémie, qu'il faut agir et se surveiller, c'est en tout temps et toujours. Par une vigilance de tous les instants, on arrive à créer presque l'immunité pour les pays comme pour les populations.

Nous n'avons qu'à renvoyer, pour les moyens à prendre, à notre rapport lu au conseil d'hygiène; ce travail résume à peu près tout ce qui doit être fait au double point de vue de l'hygiène générale et individuelle.

Au moment de l'épidémie, la prophylaxie consiste dans la surveillance de l'individu et dans la surveillance des populations au point de vue des dérangements gastriques. A cet égard, ce que nous avons dit des soins à se donner dans les périodes prodromiques du choléra peut être répété à l'occasion de la prophylaxie de cette affection : puisqu'il est démontré que les phénomènes prémonitoires arrêtés, le mal est en général vaincu, on ne saurait trop répéter, aux individus et aux masses, la sérieuse attention qu'ils doivent porter à ces symptômes d'*avertissement* et les soins qu'ils doivent y donner.

On devrait même, comme on l'a fait en Angleterre lors de l'épidémie de New-Castle, prendre des mesures pour que, chaque jour et plusieurs fois par jour, des visites à domicile soient faites, et cela d'une manière générale, pour s'enquérir de la santé des individus et ne pas permettre aux malades de rester dans une fausse sécurité et d'arriver, sans s'en douter, jusqu'à l'explosion des symptômes qui caractérisent le choléra confirmé.

Il est inutile de chercher à démontrer tout ce que peut avoir de puissant, pour arrêter la marche du fléau, une mesure qui arrête le mal dès sa première évolution et le détruit à son origine. Il est évident que, si on n'arrive pas ainsi à annihiler complétement l'influence morbide, on parvient du moins à bien l'amoindrir en l'empêchant de s'irradier et de créer des foyers d'infection.

La mesure prise pour l'ensemble d'une population (celle de constater le développement de tous les cas) amène, comme corollaire, la nécessité de donner, et promptement, à l'individu malade tous les soins que réclame son état. On est protégé d'autant mieux contre les atteintes des périodes ultimes du mal, que la maladie se trouve enrayée dès le début.

Qu'on arrive ainsi par des recherches attentives à ne pas permettre qu'un seul cas se produise, sans qu'il soit à l'instant vaincu et subjugué, et l'influence épidémique quittera bientôt une population où il ne lui sera pas laissé le temps d'élire domicile.

Nous ne terminerons pas ce qui a trait à la prophylaxie du choléra, sans indiquer les moyens thérapeutiques qui nous ont paru rendre de véritables services dans le cours de l'épidémie et soustraire bien des personnes à sa fâcheuse influence. En dehors des soins hygiéniques que l'on ne saurait négliger sans danger, nous avons vu l'usage du vin de quinquina, à la dose d'une cuillère à soupe matin et soir, ou bien le tannate de quinine, donné à la dose de un ou deux grains tous les matins, rendre les meilleurs services.

Je dois dire que dès l'emploi de ces médicaments, cessaient toujours, pour les sujets déjà influencés, les inquiétudes abdominales, comme les désordres nerveux qui les accompagnaient, et que, généralement, nous n'avons pas vu les personnes soumises à l'usage de ces moyens préventifs, payer même le plus léger tribut à l'épidémie.

CHOLÉRA DE 1865.

Recherches statistiques.

L'invasion du choléra, à Nimes, a eu lieu le 13 septembre et sa terminaison, le 3 novembre ; il a eu donc 52 jours de durée ; cependant nous devons rappeler qu'il s'est produit quelques cas encore après cette date. Ces cas se sont manifestés vingt-quatre jours après, et ont été assez nombreux pour constituer une petite recrudescence tardive qui a, un moment, émotionné la population. On se demandait si nous allions assister à une reprise de l'épidémie. Heureusement ces cas restèrent isolés, et depuis le 11 décembre on n'a plus enregistré de décès cholérique.

Du 13 septembre au 3 novembre, 106 cas de choléra sont officiellement constatés ; si à ce chiffre on ajoute 11 cas mortels de cholérine on a le nombre de 117 qui représente le total des décès dus à l'influence épidémique pendant ces 52 jours calamiteux. Toutefois, pour être exact, nous devons joindre à ce nombre les 15 décès qui se sont produits plus tard, soit en novembre, soit en décembre, dont 9 par choléra et 6 par cholérine, et le nombre 132 représente approximativement le bilan de l'épidémie. Je dis approximativement, car il y a eu quelques décès cholériques qui n'ont pas été signalés comme tels pour des raisons louables sans doute, mais que ne saurait excuser le grand intérêt de la vérité. Ces 132 décès sont fournis par 63 personnes du sexe masculin et par 69 du sexe féminin.

C'est toujours le sexe féminin qui se trouve le plus maltraité.

Nombre des décès cholériques suivant l'âge et le sexe.

Sexe masculin.		Sexe féminin.	
0 à 2 ans...........	0	0 à 2 ans..........	0
2 à 5 ans..........	2	2 à 5 ans..........	1
5 à 15 ans..........	2	5 à 15 ans..........	5
15 à 20 ans..........	0	15 à 20 ans...........	2
20 à 40 ans..........	19	20 à 40 ans..........	16
40 à 60 ans..........	23	40 à 60 ans..........	32
Au dessus de 60 ans.....	17	Au dessus de 60 ans....	13
TOTAL..........	63	TOTAL..........	69

Pour les hommes comme pour les femmes, nous trouvons les âges extrêmes de la vie épargnés, tandis que l'âge moyen, l'âge utile, se trouve le plus souvent atteint.

Décédés cholériques classés par professions.

Sans profession....................	60
Apprêteurs d'étoffes.................	1
Ajusteurs........................	1
Accoucheuses......................	1
Blanchisseuses.....................	1
Bourreliers.......................	1
Bouchers.........................	1
Cafetiers.........................	1
A reporter...	67

Report...	67
Chapeliers	1
Cultivateurs	5
Cochers	1
Couturières	2
Cordonniers	1
Détenus	2
Domestiques	1
Employés	2
Entrepositaires de bière	1
Foudriers	1
Ferblantiers	1
Garçons de bureau	1
Hommes de peine	1
Jardiniers	2
Journaliers	6
Manœuvres	1
Maçons	3
Militaires	4
Menuisiers	2
Marchands de vins	1
Marchands ambulants	1
Négociants	2
Ourdisseurs	1
Propriétaires	3
Professeurs de dessin	1
Poissonniers	1
Rentiers	4
Retraités	2
Selliers	1
Tailleurs d'habits	1
A reporter...	123

Report. . .	123
Taffetassiers.	5
Teinturiers	1
Teneurs de livres	1
Tonneliers.	1
Traiteurs.	1
TOTAL	132

Le chiffre 60, qui représente les personnes n'ayant pas de profession, est équivalent presque au chiffre des décès féminins; c'est dire que la mortalité a frappé ce sexe dans la classe aisée, celle qui ne vit pas de son travail manuel : pour les hommes, on peut voir que les rentiers, les propriétaires n'ont pas été plus épargnés que la classe ouvrière.

L'absence, dans ce tableau, de toute personne approchant les malades : médecins, prêtres, pasteurs, sœurs de charité, infirmiers, gardes-malades, etc., etc., n'est-elle pas une nouvelle preuve et des plus concluantes de la non-contagion de la maladie ?

Décès classés par mois et par jour pendant toute la durée de l'épidémie de 1865.

JOURS.	SEPTEMBRE.	OCTOBRE.	NOVEMBRE.	TOTAL.
1	»	2	1	3
2	»	3	1	4
3	»	1	1	2
4	»	4	»	4
5	»	3	»	3
6	»	3	»	3
7	»	2	»	2
8	»	»	»	»
9	»	1	»	1
10	»	»	»	»
11	»	3	»	3
12	»	6	»	6
13	1	6	»	7
14	»	7	»	7
15	1	7	»	8
16	»	5	»	5
17	1	6	»	7
18	»	10	»	10
19	1	8	»	9
20	»	1	»	1
21	»	3	»	3
22	»	1	»	1
23	»	1	»	1
24	3	»	»	3
25	3	1	»	4
26	»	3	»	3
27	2	4	»	6
28	»	3	»	3
29	1	3	»	4
30	2	2	»	4
31	»	»	»	»
TOTAL..	15	99	3	117
Décès de novembre et de décembre....................				15
TOTAL.........................				132

Comme on le voit par ce tableau, l'épidémie ne s'est réellement établie qu'à partir du 24 septembre; sa période d'état a duré jusqu'au 11 octobre, époque où elle a pris sa période d'augment qu'elle a conservée jusqu'au 20 du même mois. C'est pendant cette période d'augment que nous avons eu jusqu'à 10 décès dans un jour. A partir du 20 octobre a commencé la période décroissante, et le 3 novembre nous comptions un seul cas suivi de mort. De ce jour au 27 novembre, c'est-à-dire pendant 24 jours, on n'a enregistré qu'un décès, et c'est à partir de ce jour jusqu'au 11 décembre qu'eurent lieu les cas rapidement mortels qui ont constitué comme une période de reprise pour l'épidémie.

Décès cholériques classés par section urbaine.

Section		Décès
1re Section		13
2e	—	11
3e	—	6
4e	—	9
5e	—	16
6e	—	15
7e	—	12
8e	—	7
9e	—	8
10e	—	10
11e	—	4
12e	—	21
		132

Dans la 12e section sont compris les 14 décès de l'Hôtel-Dieu et les 2 de Saint-Césaire, hameau relevant de la commune de Nimes; celui du hameau de Courbessac figure dans la 5e.

Décès cholériques dans les établissements publics.

Établissement	Décès
Hôtel-Dieu	14
Maison centrale	3
Orphelinat municipal de la Providence	1

Banlieue de Nimes.

Courbessac	1
Saint-Césaire	2
Mas de Vallongue	1

Les malades frappés dans la Maison d'arrêt furent portés à l'hôpital dès le commencement de l'attaque.

A l'Hôtel-Dieu ont été soignés 25 cholériques, venus au nombre de 23 du dehors, deux cas seulement se sont produits à l'intérieur. L'arrivée comme le séjour de ces 23 malades n'a eu, comme on le voit, aucune influence sur le nombreux personnel de cet établissement qui, en raison de ses conditions particulières de maladie et de misère, aurait dû fournir à la contagion une occasion bien favorable de se manifester.

Sections urbaines classées suivant le plus grand nombre des décès cholériques.

Rang d'ordre.	Sections urbaines.
1	12e
2	5e
3	6e
4	1re
5	7e
6	2e
7	10e
8	4e
9	9e
10	8e
11	3e
12	11e

L'épidémie a surtout sévi sur les quartiers populeux et peu salubres des faubourgs de Montpellier, d'Uzès, d'Avignon. La paroisse de la

Cathédrale n'a pas été épargnée non plus, surtout dans les points où sa population est le plus entassée et où les rues sont peu ouvertes. Dans les parties qui appartiennent à la 6e et à la 7e section, les rues des Orangers, Mûrier-d'Espagne, Saint-Baudile, Ferrage, l'Agau, place aux Herbes, Arc-Dugras, dans le périmètre enfin limité par la rue Guizot à l'ouest, la place du Château à l'est, les rues Curaterie, Saint-Castor et de l'Horloge au sud, la rue de la Ferrage au nord.

Les conditions peu hygiéniques de ces quartiers expliquent leur triste privilége. Aussi sommes-nous heureux d'apprendre que l'Administration municipale, dans sa sollicitude pour la santé publique, s'occupe activement d'un projet qui doit améliorer l'ancienne cité et l'ouvrir largement à l'air comme à la lumière. Elle a compris, nous l'en félicitons, que la transformation des vieux quartiers était le premier besoin à satisfaire aujourd'hui.

Durée de l'épidémie de 1865 — Moyenne des décès cholériques par chaque jour — Moyenne relativement à la population totale — Moyenne de la durée de l'attaque.

L'épidémie, avons-nous dit, a commencé le 13 septembre et a fini le 3 novembre ; elle a donc duré cinquante-deux jours pendant lesquels se sont produits 117 décès. Nous négligeons ici de parler des 15 derniers décès qui sont venus presque un mois après et qui ne doivent pas figurer dans les calculs destinés à établir la moyenne des décès par chaque jour ; cette moyenne est de 2 décès 2/100.

Relativement à la population totale, le chiffre des décès est :: 2,03 : 1000.

D'après le dernier recensement, le nombre des habitants de la ville de Nimes s'élève à 57,129 habitants.

Le chiffre total des décès par toute cause, pour l'année 1865, à Nimes, s'élève à 2,217.

La moyenne des décès des cinq années précédentes est de 1824.

L'année 1865 a donc un excédant de 393 décès sur la moyenne des cinq années qui l'ont précédée.

Cet excédant si considérable est dû, d'un côté, à la petite vérole qui, au commencement de l'année, a sévi d'une façon assez grave et a fait soixante-neuf victimes ; de l'autre, à l'influence épidémique du choléra, qui, en dehors des 132 victimes a rapproché la fin de certaines constitutions affaiblies ou ébranlées déjà, mais qui auraient pu cependant se soutenir bien quelque temps encore. Sur 95 décès cholériques pour lesquels on a pu connaître la durée de l'attaque, on trouve une moyenne de 21 heures $^{8}/_{10}$. Cette moyenne avait été de 14 heures 53 minutes en 1849 : de près de 24 heures en 1835.

Constance de la diarrhée prémonitoire en 1865.

L'importance que méritent les phénomènes prodromiques nous a fait rechercher s'ils s'étaient produits d'une manière constante. L'administration nous est venue en aide pour faciliter ces recherches, et un homme intelligent, M. Deleveau, que nous remercions ici du zèle qu'il a mis à poursuivre cette tâche aussi ingrate que difficile, a été chargé par elle de se livrer à toutes les investigations propres à éclairer le point important de la pathogénie cholérique.

Il résulte du travail qui m'a été fourni que, sur les 132 victimes du fléau, 116 ont présenté la diarrhée prémonitoire pendant plus ou moins de temps ; le plus grand nombre a négligé pendant plusieurs jours ce providentiel avertissement, 3, 4, 5, 6, 8 jours; les moins favorisés ont été pris de diarrhée 24, 12, 6 heures avant le début des phénomènes graves. Pour les 16 cas restant, on n'a eu que des renseignements incomplets et incertains; je les néglige aussi et ne parle que de ceux sur lesquels on ne doit garder aucun doute.

Il est à regretter que ces malheureux ne se soient pas montrés plus empressés à se donner des soins en temps opportun et alors que l'art aurait pu intervenir si avantageusement pour eux.

Cette enquête, faite avec tout le soin qu'elle méritait, confirme de tout point les idées de M. Jules Guérin et devient un document des plus précieux parmi tant d'autres qui corroborent sa découverte.

ÉPIDÉMIE CHOLÉRIQUE DE 1854.

Dans un rapide coup d'œil rétrospectif, nous allons tâcher de combler une lacune et de faire l'historique de l'épidémie cholérique de 1854 à Nimes : épidémie dont la relation n'existe pas et qui, cependant, a été plus meurtrière encore que celles qui l'ont précédée, en 1835 et en 1849.

Parmi les causes qui peuvent expliquer la grande diffusion de l'épidémie cholérique de 1854, nous devons placer au premier rang la disette des subsistances. Nous ne saurions, en effet, perdre de vue que les deux grands produits qui forment la base de l'alimentation publique, les céréales et le vin, s'étaient, par le peu d'abondance des récoltes et la maladie de l'oïdium, élevés à un prix considérable, et que les masses avaient eu beaucoup à souffrir du renchérissement de ces deux denrées.

Les populations vivant de privation depuis quelque temps, se trouvaient par cela même peu favorablement disposées pour la résistance à un fléau aussi terrible que le choléra. Il ne faut donc pas s'étonner si, à cette époque, la maladie a pris des proportions inusitées et a fait en France tant de victimes.

La cause toxique qui préside au choléra est de sa nature profondément débilitante; ce n'est pas trop de toutes les forces de l'organisme pour lutter contre une influence morbide qni atteint la vie dans ses foyers les plus puissants.

L'important pour se soustraire à une influence aussi déprimante, c'est d'assurer la résistance de l'économie par une bonne et saine alimentation. A cette source la vie puise son énergie et retrempe ses forces. L'organisme se trouve donc sans faculté de réaction si une épidémie le surprend quand une alimentation insuffisante ne lui permet qu'une réparation incomplète.

C'est là ce qui s'est produit en 1854, lorsque le choléra a paru parmi nous.

La France entière, mais les populations méridionales surtout, ont payé au fléau un terrible tribut, impuissantes qu'elles étaient pour réagir contre un violent ennemi.

Nimes n'a pas échappé à la loi commune. Notre population n'était pas plus privilégiée que celle du reste de la France. Le pain se payait fort cher et le vin n'était plus à la portée du pauvre; il s'était élevé jusqu'au prix de 40 et 50 c. le litre. La plupart des ouvriers buvaient de l'eau ou des vins frelatés qui leur étaient encore plus nuisibles. Le choléra frappa donc plus de victimes que dans les épidémies de 1835 et de 1849, quoique sa durée ait été moindre.

Dans les épidémies précédentes, le département n'avait eu que quelques localités atteintes; en 1854, le fléau s'irradia tellement que presque aucune localité ne fut respectée.

CHOLÉRA DE 1854.

Statistique.

En 1854, la ville de Nimes comptait 53,619 habitants. L'invasion du choléra eut lieu le 25 juillet et le dernier décès fut constaté le 3 octobre.

Le nombre des décès cholériques s'est élevé, pendant toute la durée de l'épidémie, qui a duré deux mois onze jours, à 226, dont 97 du sexe masculin et 129 du sexe féminin.

Nombre des décès cholériques suivant le sexe et l'âge.

Sexe Masculin.		Sexe Féminin.	
0 à 2 ans..........	7	0 à 2 ans..........	4
2 à 5 ans..........	7	2 à 5 ans..........	5
5 à 15 ans..........	14	5 à 15 ans..........	10
15 à 20 ans..........	5	15 à 20 ans..........	8
20 à 40 ans..........	50	20 à 40 ans..........	31
40 à 60 ans..........	11	40 à 60 ans..........	49
Au dessus de 60 ans.....	3	Au dessus de 60 ans.....	22
TOTAL........	97	TOTAL........	129

TOTAL GÉNÉRAL............... 226.

D'après le tableau ci-dessus, on voit que l'épidémie a beaucoup plus frappé le sexe féminin que le sexe masculin; que les hommes ont été frappés surtout de 20 à 40 ans, c'est-à-dire dans la vigueur de l'âge, dans la période qui fournit le plus au travail; que les femmes l'ont été à un âge plus avancé, de 40 à 60 ans, au moment où l'affaiblissement de la vie se fait pour elles pour diverses causes.

Cette différence dans la résistance des deux sexes, relativement à l'âge, peut s'expliquer, pour les hommes, par les fatigues de tout genre qu'entraîne le travail ou la débauche.

Décès cholériques classés suivant les professions des décédés.

Avoués	1
Blanchisseuses	5
Bouchers	1
Boulangers	1
Cartonniers	1
Clercs de notaire	1
Commis	1
Courtiers	1
Courtières	1
Couturières	4
Cuisinières	1
Cultivateurs	9
Dévideuses	3
Domestiques	8
Ebénistes	4
Ecrivains publics	1
Epicières	1
Fabricants de cartons	1
Faiseurs de bas	1
Faiseuses de robes	1
Gardes malades	1
Gendarmes	1
A reporter...	49

Report...	49
Huissiers	1
Jardinières	1
Lessiveuses	1
Maçons	4
Maîtresses d'hôtel	1
Marchands de chiffons	1
Marchands de cuirs	1
Matelots	1
Menuisiers	3
Militaires	24
Négociants	3
Portefaix	1
Propriétaires	1
Rentiers	1
Rentières	1
Sans profession	119
Scieurs de long.	1
Taffetassiers	2
Taffetassières	5
Tailleurs d'habits	3
Tonneliers	1
Vachers	1
TOTAL GÉNÉRAL	226

Ce tableau nous montre toutes les professions payant leur tribut; les professions qui exposent à l'influence des vicissitudes atmosphériques, comme celles de cultivateur, de blanchisseuse, de maçon, ou bien qui, par l'oisiveté, poussent aux excès de tout genre, comme celle de militaire, sont ce que frappe de préférence le fléau.

Décès cholériques classés par mois et par jour pendant toute la durée de l'épidémie.

JOURS.	JUILLET.	AOUT.	SEPTEMBRE.	OCTOBRE.	TOTAL.
1	»	5	1	0	6
2	»	3	1	1	5
3	»	9	2	»	11
4	»	9	2	»	11
5	»	5	3	»	8
6	»	8	5	»	13
7	»	4	5	»	9
8	»	9	3	»	12
9	»	6	3	»	9
10	»	6	2	»	8
11	»	5	3	»	8
12	»	3	3	»	6
13	»	4	3	»	7
14	»	2	0	»	2
15	»	1	1	»	2
16	»	3	0	»	3
17	»	3	0	»	3
18	»	4	2	»	6
19	»	3	3	»	6
20	»	2	0	»	2
21	»	10	5	»	15
22	»	5	1	»	6
23	»	6	0	»	6
24	»	3	0	»	3
25	3	4	2	»	9
26	3	4	0	»	7
27	2	3	0	»	5
28	2	3	0	»	5
29	5	6	0	»	11
30	3	5	1	»	9
31	8	5	0	»	13
TOTAL...	26	148	51	1	226

Ce tableau nous prouve que, dès le début, l'épidémie fut dans sa période d'état; qu'elle resta dans cette période jusqu'au 23 août. Le chiffre des décès se maintint assez haut jusqu'à ce jour, à partir duquel il fut en déclinant. Après être entrée en recrudescence les 30 et 31 août, et plus tard, du 6 au 13 septembre, l'épidémie s'éteignit le 3 octobre pour ne plus reparaître.

Décès cholériques classés par sections urbaines.

Section		Décès
1re Section	....	18 décès.
2e —	....	4
3e —	....	14
4e —	....	7
5e —	....	29
6e —	....	8
7e —	....	16
8e —	....	9
9e —	....	23
10e —	....	27
11e —	....	6
12e —	....	17
	Total......	180 décès.

Si au nombre 180 des décès représenté par les sections, on ajoute les 45 décès des hospices et l'unique qui se produisit à la Maison centrale, on arrive au chiffre 226, total des décès de l'épidémie.

Sections urbaines classées suivant le plus grand nombre des décès cholériques.

Sections.		Décès.		Rang d'ordre.
5	....	29	....	1er
10	....	27	....	2e
9	....	23	....	3e
12	....	19	....	4e

1	18	5e
7	16	6e
3	14	7e
8	9	8e
6	8	9e
4	7	10e
11	6	11e
2	4	12e
	180	
Hospices	45	
Maison centrale.......	1	
	226	

Ce tableau nous montre que les quartiers populeux et pauvres des chemins d'Uzès, d'Avignon, appartenant à la 5e section ; ceux de la paroisse Saint-Paul, placés dans la 10e ; ceux du quai Roussi, si infect à cause du canal du Vistre, placés dans la 9e ; ceux du chemin de Montpellier, qui sont dans la 12e, ont été les quartiers les plus éprouvés de la cité. La misère, l'absence de toute hygiène expliquent parfaitement la triste préférence du fléau pour cette partie de la population ; mais ce qui doit nous surprendre, c'est que la 1re section, dans laquelle se trouvent la rue Auguste, le boulevart de la Comédie, la place Balore etc., prend rang immédiatement après. On n'est pas moins étonné de voir la 11e section être épargnée comme en 1835 et en 1849.

Durée de l'épidémie de 1854 — Moyenne des décès cholériques pour chaque jour — Moyenne relativement à la population totale.

L'épidémie ayant commencé le 25 juillet et fini le 3 octobre, a été d'une durée de deux mois 11 jours, ou 71 jours.

Le chiffre des décès s'élevant à 226, la moyenne pour chaque jour est de 3 décès 18/100.

Le chiffre de la population se trouvant, en 1854, de 53,619 habitants, le chiffre des décès cholériques, relativement à cette population, a été :: 4,02 : 1,000.

Il résulte de documents authentiques et officiels que l'épidémie la plus meurtrière jusqu'ici a été celle de 1853-54. Elle a envahi 70 départements et 5,364 communes, et a fait 133,478 victimes; 40,000 de plus qu'en 1832; 43,000 de plus qu'en 1849. De ces 70 départements ravagés en 1853-54, 25 avaient été exemptés en 1832, et un même nombre en 1849 ; 4 sur ces départements, ont été à leur tour frappés par l'épidémie très circonscrite de 1855.

Enfin, six départements du centre, se touchant sans intervalle, la Creuse, la Haute-Vienne, la Corrèze, le Cantal, le Lot et la Lozère, et un septième, le Gers, séparé des autres seulement par Tarn-et-Garonne, ont été jusqu'à ce jour complètement préservés du choléra. (Ces départements sont assis sur la grande formation de granit et de roches primitives du centre de la France.) C'est toujours le mois d'août qui a été le plus meurtrier.

RECHERCHES STATISTIQUES

Sur les quatre épidémies de 1835, 1849, 1854 et 1865, à Nimes et dans le Gard.

En 1835, Nimes comptait 41,266 habitants. Le choléra a duré deux mois treize jours et a fait 207 victimes.

En 1849, la population était de 53,497 habitants. Le choléra dura deux mois vingt-huit jours et fit 202 victimes.

En 1854, la population était de 53,619 habitants. Le choléra dura deux mois onze jours et enleva 226 personnes.

En 1865, la population était de 57,129 habitants. L'épidémie dura cinquante-deux jours et enleva 132 personnes.

La mortalité des décès cholériques, par rapport au chiffre de la population, a été en 1835 :: 4,9 : 1000; en 1849 :: 4,08 : 1000; en 1854 :: 4,02 : 1000; en 1865 :: 2,03 : 1000.

Cette dernière épidémie se trouve donc la plus bénigne des quatre qui ont frappé la cité.

Il n'est pas sans intérêt de connaître quels sont les points de la ville qu'éprouvent d'une façon à peu près constante les épidémies. Le rapprochement des sections urbaines classées suivant la plus grande mortalité pendant les années malheureuses, nous édifie à cet égard.

Rang d'ordre.	En 1835. Sections urbaines.	En 1849. Sections urbaines.	En 1854. Sections urbaines.	En 1865. Sections urbaines.
1	8	5	5	12
2	5	2	10	5
3	10	1	9	6
4	9	9	12	1
5	4	12	1	7
6	7	6	7	2
7	12	7	3	10
8	1	3 et 4	8	4
9	3	10	6	9
10	6	8	4	8
11	2	11	11	3
12	11		2	11

Ce tableau est digne de la plus grande attention ; il nous montre la 5e section comme la plus maltraitée toujours ; deux fois elle figure au premier rang, deux fois au second. La 11e section est toujours à peu près épargnée ; elle figure trois fois au dernier rang et une fois à l'avant-dernier. Comme nous l'avons dit lors de la relation de l'épidémie de 1849, on ne peut s'expliquer l'espèce d'immunité de cette section dans laquelle se trouvent les rues sales, humides et étroites des Patins, de l'Avocat-des-Pauvres, Fresque, de l'Etoile, etc., etc.

Pour la 5e section, les conditions de misère, de logement, malpropreté particulières à ses habitants, expliquent jusqu'à un certain point son triste privilége.

Localités du département du Gard envahies par le choléra pendant les épidémies de 1835, 1849, 1854 et 1865.

Epidémie de 1835,

Noms des localités envahies dans chaque arrondissement.

ARRONDISSEMENT DE NIMES.

Nimes.
Beaucaire.
Aramon.
Saint-Gilles.
Vallabrègues.
Fourques.
Bouillargues.
Comps.
Sommières.
Redessan.
Bellegarde.
Saint-Dionisy.
Générac.
Marguerittes.
Jonquières.
Montfrin.
Manduel.
Saint-Laurent-d'Aigouze.
Vauvert.
Boissières.
Milhaud.
Fontanès.
Thèziers.
Souvignargues.
Aubais.
Le Cailar.

ARRONDISSEMENT D'ALAIS.

Alais.
Anduze.
Lédignan.
Brignon.
Saint-Jean-de-Serres.
Rousson.
Saint-Cézaire-de-Gauzignan.
Ners.

ARRONDISSEMENT D'UZÈS.

Uzès.
Villeneuve-lès-Avignon.
Pont-Saint-Esprit.
Vers.
Saint-Geniès-de-Malgoirès.
Laudun.
Rochefort.
Tavel.
Saint-Paulet-de-Caissons.
Bagnols.

ARRONDISSEMENT DU VIGAN.

Sauve.
Saint-Hippolyte.
La Cadière.
Durfort.
Le Vigan.

Epidémie de 1849.

Noms des localités envahies dans chaque arrondissement :

ARRONDISSEMENT DE NIMES.

Aiguesmortes.
Aiguesvives.
Caveirac.
Codognan.
Congénies.
Gallargues.
Nimes
Sommières.

ARRONDISSEMENT D'ALAIS.

Néant.

ARRONDISSEMENT D'UZÈS.

Blauzac.

ARRONDISSEMENT DU VIGAN.

Néant.

Epidémie de 1854.

Noms des localités envahies dans chaque arrondissement.

ARRONDISSEMENT DE NIMES.

Aimargues.
Aiguesmortes.
Beaucaire.
Bernis.
Comps.
Calvisson.
Jonquières.
Milhaud
Aiguesvives.
Montfrin.
Vergèze.
Vestric.
Saint-Laurent-d'Aigouze.
Fourques.
Vallabrègues.
Nimes.
Sernhac.
Aramon.
Vauvert.
Moulezan.
Théziers.
Bellegarde.
Gallargues.
Meynes.
Domazan.

ARRONDISSEMENT D'ALAIS.

Barjac.
Potellières.
Saint-Jean-de-Maruéjols.
Saint-Privas-de-Champclos.
Tharaux.
Saint-Ambroix.
Boucoiran.
Saint-Jean-de-Serre.
Saint-Maurice.
Lédignan.
Saint-Victor-de-Malcap.
Monteils.
Saint-Denis.
Castelnau-Valence.
Rochegude.
Saint-Hilaire-de-Brethmas.
Alais.

ARRONDISSEMENT D'UZÈS.

Uzès.
Saint-Pons-la-Calm.
Saint-Quentin.
Sanilhac.
Saint-Hilaire-d'Ozilhan.
Lussan.
Blauzac.
Saint-Etienne-des-Sorts.
Vallérargues.
Fons-sur-Lussan.
Saint-Geniès-de-Malgoirès.
Gaujac.
Villeneuve.
Vers.
Cavillargues.
Vallabrix.
Chusclan.
La Capelle.
Codolet.
La Bastide d'Engras.
Montclus.
Roquemaure.
Saint-Chaptes.
Pouzilhac.
Pujaut
Bagnols.
Collias.
Pont-Saint-Esprit.
Sainte-Anastasie.
Montaren.
Fontarèche.
Saint-Michel-d'Euzet
Castillon-du-Gard.
Saint-Julien-de-Peyrolas.
Saint-Geniès-de-Comolas.

ARRONDISSEMENT DU VIGAN.

Quissac.
Sauve.
Le Vigan.
Saint-Théodorit.
Carnas.
Pompignan.
Sumène.

Epidémie de 1865.

Noms des localités envahies dans chaque arrondissement.

ARRONDISSEMENT DE NIMES.

Nimes.
Saint-Gilles.
Fourques.
Vauvert.
Milhaud.
Beaucaire.
Vallabrègues.
Jonquières.
Manduel.
Uchaud.
Rodilhan.
La Calmette.
Sommières.

ARRONDISSEMENT D'ALAIS.

Alais.
Grand'Combe.
Tamaris.
Sainte-Cécile-d'Andorge.
Bességes.

ARRONDISSEMENT DU VIGAN.

Le Rey.

ARRONDISSEMENT D'UZÈS.

Néant.

DISTRIBUTION DU CHOLÉRA DANS LE DÉPARTEMENT DU GARD AU POINT DE VUE GÉOLOGIQUE.

Comme complément de notre travail statistique, nous avons encore à connaître pour quels terrains le choléra manifestait ses préférences. Nous avons, à cette fin, classé les localités du département envahies par le fléau d'après les quatre grandes divisions des terrains qui constituent la couche terrestre. (*Terrains primitifs, terrains secondaires, terrains tertiaires, terrains quaternaires.*)

Les cartes géologiques de M. Emilien Dumas, notre savant compatriote, nous ont facilité ce travail.

Il résulte de nos recherches que l'épidémie de 1835 a atteint 22 localités reposant sur des terrains secondaires, 26 sur des terrains tertiaires, 8 sur des terrains quaternaires.

Celle de 1849, 4 localités reposant sur des terrains secondaires, 5 sur des terrains tertiaires, 1 sur des terrains quaternaires.

Celle de 1854 sévit sur 32 localités sises sur des terrains secondaires, 47 sur des terrains tertiaires, 14 sur des terrains quaternaires.

Celle de 1865 frappe 11 localités sur les terrains secondaires, 12 sur les terrains tertiaires, 3 sur les terrains quaternaires.

Les chiffres réunis pour chaque nature de terrain, donnent 69 pour le terrain secondaire, 90 pour le terrain tertiaire, 22 pour le terrain quaternaire. Les terrains de la plus récente formation se trouvent dans le Gard peu généralisés: le nombre 22 est donc relativement très élevé.

Il résulte de ce travail statistique que les terrains primitifs ont été épargnés, que les terrains secondaires ont été plus privilégiés que les terrains tertiaires et que ceux d'alluvion surtout.

L'OZONE ET LE CHOLÉRA A NIMES

Pendant les épidémies de 1854 et de 1865.

Dès l'année 1853, nous avions engagé le capitaine Belchamp, qui s'est pendant longtemps occupé parmi nous de météorologie avec une conscience rare, à compléter son observatoire par l'appareil ozonométrique de Schœnbein. Depuis cette époque jusqu'en 1858 où M. Belchamp quitta Nimes, les observations les plus rigoureuses ont été recueillies sur l'ozone. M. Boyer, un de nos pharmaciens les plus distingués, a bien voulu me confier le recueil qui les renferme. J'ai pu ainsi, pour l'épidémie cholérique de 1854, puiser à bonne source les matériaux propres à m'édifier relativement à l'influence de l'ozone sur l'état sanitaire de l'air. Pour l'épidémie de 1865, M. le Directeur de l'Ecole normale a bien voulu mettre à ma disposition les recherches faites à l'observatoire de cet établissement depuis le 1er octobre dernier. M. le sénateur Leverrier et S. Exc. le Ministre de l'instruction publique ont depuis quelque temps créé dans les écoles normales des observatoires météorologiques qui sont appelés à rendre les plus grands services.

Muni de tous ces documents, j'ai cherché à saisir quelle pouvait être la relation existant entre l'ozone et notre état sanitaire dans les moments calamiteux de 1854 et de 1865. Quelques observateurs prétendent que l'ozone, par sa présence ou son absence, diminue ou augmente la puissance de l'influence cholérique. J'ai tenu à m'édifier à cet égard. Il résulte des recherches rigoureuses auxquelles je me suis livré, en comparant les données de l'échelle ozonométrique avec le chiffre des décès cholériques de chaque jour, qu'il n'y a aucun rapport constant entre les deux.

J'ai vu la moyenne ozonométrique ne concorder d'aucune façon avec les décès; elle s'est élevée et abaissée tour à tour, sans que les décès aient suivi une progression croissante ou décroissante analogue. Les jours les plus néfastes de nos épidémies ont quelquefois donné les moyennes d'ozone les plus élevées. Ainsi, du 12 au 20 octobre dernier, nous avons eu la série de nos plus mauvais jours, et pendant tout ce temps l'ozonomètre a peu varié; il s'est presque toujours maintenu dans une moyenne des plus élevées. Pendant les dix premiers jours du mois d'octobre, la moyenne ozonométriqne a été de 7,7, échelle de l'Observatoire impérial de Paris, ou de 3,8, échelle de Schœnbein (ces deux échelles chromoscopiques étant entre elles dans le rapport de 10 : 21). Pendant les dix jours suivants, la moyenne a été de 7,6 ou 3,8; pendant les dix derniers jours, elle a été de 7,06 ou 3,53. Enfin la moyenne totale pour le mois d'octobre a été de 7,46 ou de 3,73.

Dans les mois de novembre et de décembre, pendant lesquels notre épidémie pouvait être considérée comme ayant pris fin, le papier ozonométrique n'a pas donné de coloration ou a donné une coloration très affaiblie. Nous n'avions jamais vu en octobre l'ozonoscope marquer zéro.

Du 24 novembre au 11 décembre, l'épidémie, après un mois de repos, a un moment semblé vouloir revivre; la coloration du papier pendant ces mauvais jours a été plus accusée que pendant les jours qui avaient précédé ou qui suivirent. La moyenne ozonométrique pour le mois de novembre, a été 6,20 ou 3,10; pour le mois de décembre, elle a été 6,04 ou 3,02. Nous rappellerons que la totale du mois d'octobre avait été de 7,46 ou 3,73 : l'avantage reste à cette dernière. Ne perdons pas de vue qu'elle appartient au mois pendant lequel nous avons eu le plus de victimes. En toute rigueur, nous devrions accuser l'ozone et le considérer comme ajoutant à la mauvaise influence; mais je préfère encore lui attribuer un rôle tout à fait neutre.

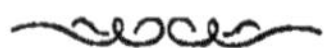

On me permettra, en terminant, de remercier ceux qui ont bien voulu me venir en aide dans mes recherches : MM. Placide-Chardon, chef de division à la Préfecture ; Quatrefages, professeur à l'Ecole normale ; Crouzat, chef du bureau de l'état civil ; Déleveau, inspecteur de la voirie urbaine ; Picard, de l'administration des ponts et chaussées.

TABLE DES MATIÈRES

Nimes. — Typ. Clavel-Ballivet et Ce, rue Pradier, 12.

www.ingramcontent.com/pod-product-compliance
Ingram Content Group UK Ltd.
Pitfield, Milton Keynes, MK11 3LW, UK
UKHW020342250726
13967UKWH00005B/2069

9 782012 940758